中华经典食疗菜谱

HUATANZHIKE PINGCHUAN YAOZHOU

化痰止咳平喘药粥

总主编　陈绍萱

主　编　黄可可

副主编　贺　瑜　潘　宇　凌　荣

参编人员　周建党　温　群　陈　玲

　　　　　周　洋　陈桂清

广西科学技术出版社

图书在版编目（CIP）数据

化痰止咳平喘药粥 / 黄可可主编 . —南宁：广西科学技术出版社，2016.10
（中华经典食疗菜谱）
ISBN 978-7-5551-0635-7

Ⅰ．①化… Ⅱ．①黄… Ⅲ．①化痰–粥–食物疗法–食谱②止
咳–粥–食物疗法–食谱③平喘–粥–食物疗法–食谱 Ⅳ．① R247.1
② TS972.137

中国版本图书馆 CIP 数据核字（2016）第 227996 号

HUATANZHIKE PINGCHUAN YAOZHOU
化痰止咳平喘药粥
主　编：黄可可

责任编辑：彭溢楚	封面设计：苏　畅
责任校对：陈庆明	责任印制：韦文印

出版人：卢培钊	出版发行：广西科学技术出版社
社　址：广西南宁市东葛路 66 号	邮政编码：530022
网　址：http://www.gxkjs.com	在线阅读：http://www.gxkjs.com

经　销：全国各地新华书店	
印　刷：广西民族印刷包装集团有限公司	
地　址：广西南宁市高新区高新三路 1 号　邮政编码：530007	
开　本：889mm×1194mm　1/64	
字　数：48 千字	印　张：1.5
版　次：2016 年 10 月第 1 版	印　次：2016 年 10 月第 1 次印刷
书　号：ISBN 978-7-5551-0635-7	定　价：15.00 元

目　录

概　述

　　化痰止咳平喘药粥，是具有祛痰或消痰的功效，能减轻或消除咳嗽、喘息症状的药粥。根据其化痰止咳的药性，可分为温化寒痰止咳平喘药粥、清热化痰止咳平喘药粥、润肺化痰止咳平喘药粥三种。

一、温化寒痰止咳平喘药粥

　　温化寒痰止咳平喘药粥，性偏温燥，具有散寒、燥湿、化痰的功效，兼有祛风解痉、降逆止呕等作用，适用于咳嗽、气喘、痰饮、痰白而稀、胸闷等症。

芥菜粥

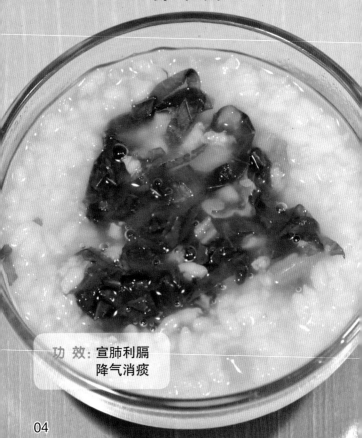

功 效：宣肺利膈
　　　降气消痰

用　料	制　作
芥　菜　100克 粳　米　50克 食　盐　适量	1 将芥菜洗净后切小段，粳米洗净。 2 将芥菜段、粳米放入锅内，加入 500 毫升清水，用大火煮沸后，改用小火熬成粥，加入食盐拌匀即可。

营养师点评

芥菜含有丰富的抗坏血酸，是活性很强的还原物质，参与机体重要的氧化还原过程，还能解毒消肿、抗感染和预防疾病的发生，抑制细菌毒素的毒性，促进伤口愈合，可用来辅助治疗感染性疾病。此粥适用于寒饮咳嗽、胸膈满闷、头晕目眩、耳目失聪等症状。

注意，内热者慎服此粥。

紫苏汁粳米粥

功 效:降气定喘
　　　化痰止咳

用　料	制　作
紫　苏　　10克 粳　米　　100克	1　紫苏洗净，切细条，放入锅内，加入200毫升清水，煎至100毫升，过滤，去渣取汁。 2　粳米洗净，放入锅中，加入500毫升清水，煮成稀粥。倒入紫苏汁，煮沸1～2次即可。

营养师点评

　　紫苏中所含的紫苏油不仅对变形杆菌、黑曲霉菌、青霉菌及自然界中的霉菌均有一定的抑制作用，还能减少支气管分泌物，缓解支气管痉挛，因而有止咳祛痰的作用，可用于治疗感冒咳嗽。

　　注意，气虚久咳或阴虚喘咳者忌服此粥。

扫码学做菜
视频更精彩

麻黄杏仁粥

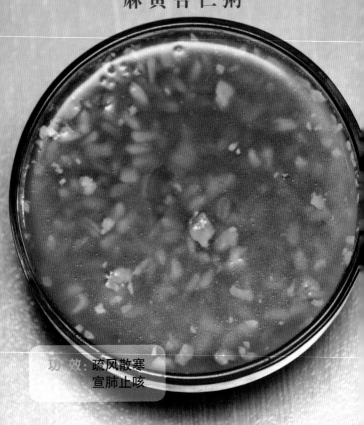

功效：疏风散寒
宣肺止咳

用　料		制　作
麻　黄	6克	1　将麻黄、杏仁、甘草洗净后放入锅内，加入1 500毫升清水，煎至1 000毫升，去渣留汁锅中。
杏　仁	9克	
甘　草	3克	
粳　米	100克	2　加入洗净的粳米，用中火煮成稀粥，加入红糖，煮至糖溶即可。
红　糖	适量	

营养师点评

扫码学做菜
视频更精彩

麻黄中所含的麻黄碱对支气管平滑肌有明显的松弛作用，特别是在支气管痉挛时作用更为显著。麻黄碱能有效地对抗乙酰胆碱和组胺诱发的痉挛，作用较持久，且口服有效，故常用于治疗哮喘。甘草中所含的甘草黄酮、甘草浸膏及甘草次酸均有明显的镇咳和祛痰的功效。杏仁能润肺宽胃、祛痰止咳，主治虚劳咳嗽气喘、心腹逆闷等症，尤以治干性、虚性之咳嗽最宜。因此三种药材合用对咳喘患者大有裨益。

注意，外感风热及肺热咳嗽者忌服此粥。

杏仁百合糯米粥

功 效：润肺止咳
润肠通便

用　料		制　作
南杏仁	30克	1 将南杏仁去皮，洗净；百合、糯米洗净。
百　合	30克	2 将糯米放入锅中，加入1 000毫升清水，用大火煮沸后，放入南杏仁、百合、冰糖，改用小火煮成粥即可。
糯　米	100克	
冰　糖	适量	

营养师点评

　　百合有润肺止咳、清心安神的功效，可用于热病后余热未消、虚烦惊悸、神志恍惚和肺痨久咳、咯血、肺脓肿等症。杏仁能润肺宽胃、祛痰止咳，主治虚劳咳嗽气喘、心腹逆闷等症，尤以治干性、虚性之咳嗽最宜。因此，二者合用可达到止咳平喘之功效。

　　注意，此粥不宜多服，大便溏泄者忌用。

葱白糯米粥

功 效：散寒解表
温中止咳

用　料	制　作
大　葱　5 段 糯　米　60 克 生姜片　5 克 米　醋　5 毫升	将大葱、糯米洗净，与生姜片一同放入锅内，加入 500毫升清水，用小火煮至粥熟，加入米醋即可。

营养师点评

《本草经疏》记载："葱，辛能发散，能解肌，能通上下阳气，故外来怫郁诸证，悉皆主之。伤寒寒热，邪气并也；中风面目肿，风热郁也；伤寒骨肉痛，邪始中也。喉痹不通，君相二火上乘于肺也，辛凉发散，得汗则火自散而喉痹通也"。此粥可用于外感风寒、化痰止咳等症。

注意，风热咳嗽、燥热咳嗽者忌服此粥。

扫码学做菜
视频更精彩

茯苓扁豆干姜粥

功效：温中散寒
镇咳化痰

14

用　料		制　作
干　姜　3克		1 将干姜、茯苓、扁豆洗净后放入锅内，加入1 500毫升清水，煎至1 000毫升，去渣留汁锅中。
茯　苓　15克		
扁　豆　15克		2 加入洗净的粳米，用小火熬成粥即可。
粳　米　100克		

营养师点评

　　干姜，能消痰降气，治转筋吐泻、腹藏冷、反胃干呕等症。茯苓，适用于痰饮咳嗽、痰湿入络等症，有利水渗湿、健脾的功效，对于脾虚不能运化水湿、停聚化生痰饮等症，具有治疗作用。

　　注意，外感咳嗽、精血不足、内有热邪者忌服此粥。

扫码学做菜
视频更精彩

紫苏叶粳米粥

功 效：开宣肺气
发表散寒
镇喘化痰

用　料		制　作
紫苏叶　　15克		粳米洗净后放入锅中，加入500毫升清水，用大火煮沸后，改用小火煮至粥将熟时加入紫苏叶，稍煮即可。
粳　米　　50克		

营养师点评

　　紫苏油不仅对变形杆菌、黑曲霉菌、青霉菌及自然界中的霉菌均有一定的抑制作用，还能减少支气管分泌物，缓解支气管痉挛，因而有止咳祛痰的作用。

　　注意，风热感冒、胸闷不适者忌服此粥。

扫码学做菜
视频更精彩

芥菜百合粥

功 效：养阴润肺
　　　止咳化痰

用　料		制　作

芥　菜	150克
百　合	30克
粳　米	100克
食　盐	适量

1 将芥菜洗净，切成小段。

2 将百合、粳米洗净后放入锅中，加入1 000毫升清水，用大火煮沸后，改用小火熬至粥将熟时，加入食盐、芥菜段，煮2 ~ 3分钟即可。

营养师点评

　　芥菜富含抗坏血酸，是活性很强的还原物质，参与机体重要的氧化还原过程，还能解毒消肿、抗感染和预防疾病的发生，抑制细菌毒素的毒性，促进伤口愈合，可用来辅助治疗感染性疾病，有止咳化痰的作用。百合有润肺止咳、清心安神的功效，可用于热病后余热未消、虚烦惊悸、神志恍惚和肺痨久咳、咯血、肺脓肿等症。

　　注意，疮疖、目疾、痔疮、便血及热盛者忌服此粥。

扫码学做菜
视频更精彩

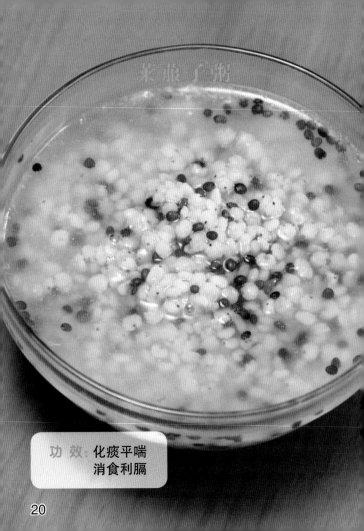

茉莉子粥

功 效：化痰平喘
消食利膈

20

用　料	制　作
莱菔子　15克 粳　米　50克	将粳米洗净后放入锅中，加入500毫升清水，用大火煮沸后，改用小火熬至粥将熟时，放入莱菔子，煮至粥熟即可。

营养师点评

　　莱菔子（萝卜籽）含莱菔素，对葡萄球菌和大肠杆菌有显著的抑制作用，也能抑制链球菌、化脓球菌、肺炎球菌、大肠杆菌等生长。除此之外，由莱菔子中分离提取的 β - 谷甾醇有一定的镇咳、祛痰的作用。

扫码学做菜
视频更精彩

二、清热化痰止咳平喘药粥

清热化痰止咳平喘药粥，性寒凉清润，适用于肺热痰稠之热痰、燥热和痰热引起的癫痫、中风、惊风等症。

杏仁粥

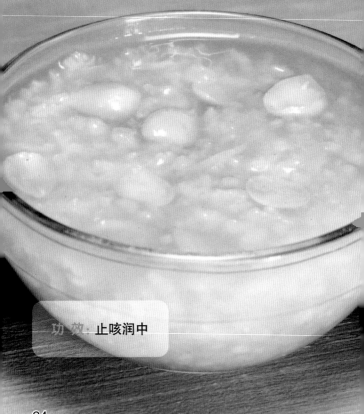

功效·止咳润中

24

用　料	制　作
杏　仁　20粒	1 将杏仁洗净，去皮，去尖。
粳　米　50克	2 将粳米洗净后放入锅中，加入500毫升清水，用大火煮沸后，改用小火熬。
	3 粥将熟时，加入杏仁煮至粥熟即可。

营养师点评

　　杏仁能润肺宽胃、祛痰止咳，主治虚劳咳嗽气喘、心腹逆闷等症，尤以治干性、虚性之咳嗽最宜。

　　注意，此粥不宜多食、久服。

荸荠粥

功 效：清热化痰
　　　清积利湿

26

用　料		制　作

荸　荠	200克
糯　米	60克
白　糖	40克
桂花卤	10克

1 将荸荠洗净，削皮，切成小块；糯米洗净。

2 将荸荠块、糯米一同放入锅内，加入500毫升清水，用小火熬。

3 粥熟后加入白糖、桂花卤拌匀即可。

营养师点评

　　荸荠味甘、性寒，有生津润肺、化痰利肠、通淋利尿、消痈解毒、凉血化湿、消食除胀、清肺热的功效，主治热病消渴、咽喉肿痛、外感风热、痞积等症。

扫码学做菜
视频更精彩

枇杷西米粥

功 效：润肺止咳
止咳降气

用　料		制　作
枇　杷	200克	将枇杷洗净后去核，西米洗
西　米	50克	净后浸透，一同放入锅内，
白　糖	适量	加入500毫升清水，用大火
		煮沸后，改用中火熬至成粥，
		加入白糖拌匀即可。

营养师点评

　　枇杷中含有苦杏仁甙，能够润
肺止咳、祛痰，治疗各种咳嗽。

　　注意，多食此粥会助湿生痰，
脾虚滑泄者忌服。

鸭梨粥

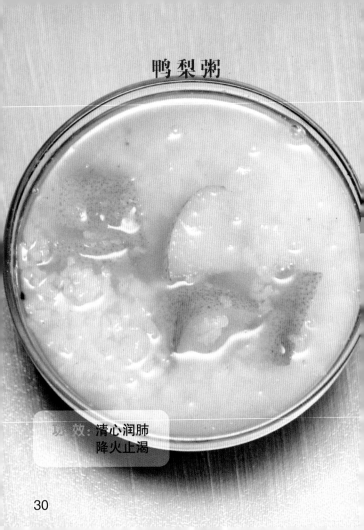

功效：清心润肺
降火止渴

用　料	制　作
鸭　梨　3个 粳　米　50克	1 将鸭梨洗净，去芯，去核，切小块。 2 将粳米洗净后放入锅中，加入500毫升清水，用大火煮沸后，改用小火熬至八成熟时，加入鸭梨，煮熟即可。

营养师点评

　　梨，味甘，性寒，有清心润肺的作用，对肺结核、气管炎和上呼吸道感染患者所出现的咽干、痒痛、音哑、痰稠等症皆有益。

　　注意，脾虚、便溏、寒咳者及产妇忌服此粥。

扫码学做菜
视频更精彩

猪肺粥

功 效：补肺止咳

用　料		制　作

用　料	
猪　肺	500 克
粳　米	100 克
薏苡仁	50 克
生姜丝	适量
料　酒	适量
食　盐	适量
葱　花	适量
芝麻油	适量

制　作

1　将猪肺洗净，切块，放入锅中，加入 150 毫升清水，倒入料酒。用中火煮至七成熟，捞出，切成小方粒。

2　将粳米、薏苡仁洗净后放入锅中，加入 1 000 毫升清水，用大火煮沸后，加入生姜丝和猪肺块，改用小火熬成粥。加入食盐、葱花、芝麻油，拌匀即可。

营养师点评

　　猪肺味甘，性平，含蛋白质、脂肪、钙、磷、铁、维生素 B_1、维生素 B_2 和叶酸等，具有补虚、止咳、止血等功效，适用于肺虚咳嗽、久咳、咳血以及慢性支气管炎患者的辅助治疗。但在煮之前，必须充分洗净，去除猪肺内的杂质、血污等。

扫码学做菜
视频更精彩

甘蔗汁薏苡仁粥

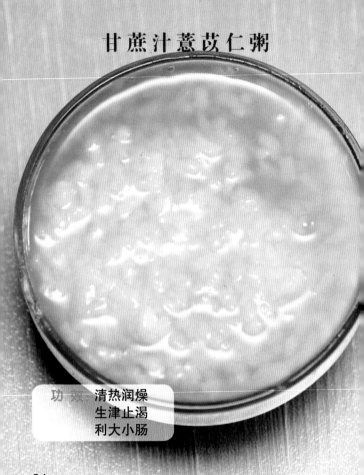

功 效 清热润燥
生津止渴
利大小肠

34

用　料		制　作

用　料

甘蔗汁　　100 毫升
大　米　　50 克
薏苡仁　　30 克

制　作

将薏苡仁、大米洗净，放入锅中，加入 500 毫升清水，用大火煮沸后，改用小火熬成稠粥，加入甘蔗汁拌匀，稍煮即可。

营养师点评

　　甘蔗具有清热、生津、降气、润燥、补肺益胃的功效。甘蔗可治疗因热病引起的伤津、心烦口渴、反胃呕吐及肺燥引发的咳嗽气喘等症。

　　注意，不要食用霉变发红的甘蔗。

扫码学做菜
视频更精彩

竹笋粥

清热祛痰
利水消肿
降低血压

用　料		制　作
熟竹笋	100克	1 将熟竹笋洗净后切成细丝。
粳　米	100克	2 锅内倒入芝麻油烧热，放入猪肉末稍炒散开，加入熟竹笋丝、生姜末、葱花、食盐，翻炒入味，出锅。
猪肉末	50克	
食　盐	3克	3 将粳米洗净后放入锅中，加入1 000毫升清水，用大火煮沸后，改用小火熬至粥将熟时，加入已炒过的熟竹笋丝、猪肉末，稍煮即可。
葱　花	3克	
生姜末	3克	
芝麻油	10毫升	

营养师点评

　　竹笋味甘、性微寒，有滋阴凉血、和中润肠、清热化痰、解渴除烦、清热益气、利膈爽胃、利尿通便、解毒透疹、养肝明目、消食的功效。

　　注意，脾虚肠滑者忌服此粥。

扫码学做菜
视频更精彩

罗汉果粥

功 效：清肺润肠

用　料		制　作
罗汉果	1个	1 将罗汉果洗净，捣成碎片；粳米洗净。
瘦猪肉末	50克	
粳　米	100克	2 将粳米放入锅中，加入1 000毫升清水，用大火煮沸后，放入瘦猪肉末、罗汉果、食盐，改用小火熬成粥，淋上芝麻油即可。
食　盐	适量	
芝麻油	适量	

营养师点评

罗汉果味甘、性凉，有润肺止咳、生津止渴的功效，主治百日咳、痰火咳嗽、血燥便秘等症，对于急性气管炎、急性扁桃体炎、咽喉炎、急性胃炎等症都有很好的疗效。

扫码学做菜
视频更精彩

39

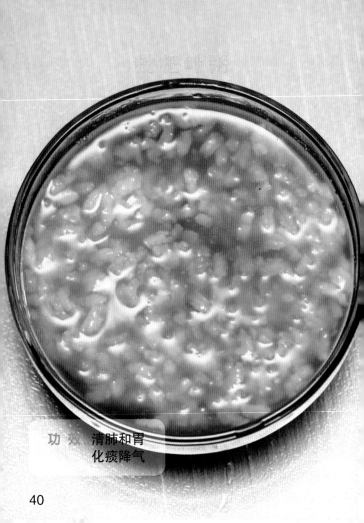

枇杷叶粥

功 效 清肺和胃
化痰降气

用　料		制　作
枇杷叶	15克	1　将枇杷叶擦去叶片毛，洗净，切成细丝，用纱布包好，放入锅内。
粳　米	50克	2　加入800毫升清水，煎至500毫升，去渣留汁锅中。
冰　糖	适量	3　加入洗净的粳米、冰糖，用小火熬成粥即可。

营养师点评

　　枇杷叶所含的苦杏仁甙在人体内水解产生的氢氰酸有止咳的作用，其水煎剂或乙酸乙酯提取物有祛痰和平喘的作用。

　　注意，虚寒呕吐及寒咳者慎服此粥。

扫码学做菜
视频更精彩

冬瓜桃仁粥

功效：清热
化瘀
排脓

用　料		制　作

用　料

桃　仁	10 克
橘　皮	10 克
冬瓜仁	30 克
薏苡仁	30 克
白　及	15 克
粳　米	100 克
冰　糖	适量

制　作

1. 将冬瓜仁、白及、橘皮洗净后放入锅内，加入 250 毫升清水，煎至 100 毫升，去渣取汁。
2. 桃仁捣碎如泥状，加入清水研汁去渣。将两种汁混合在一起。
3. 将粳米、薏苡仁洗净，与混合汁一同放入锅内，加入 1 000 毫升清水，用大火煮沸后，改用小火熬。粥将熟时，加入冰糖，煮至糖溶即可。

营养师点评

　　冬瓜仁有清肺化痰、消痈排脓的功效，主治痰热咳嗽、肺痈、肠痈、白浊、带下、脚气、水肿、淋证等症。桃仁具有活血化瘀、润肠通便、止咳平喘的功效。

　　注意，孕妇忌服此粥。

扫码学做菜
视频更精彩

43

苇茎薏苡仁粥

功 效: 清热解毒
　　　化瘀散结

用　料		制　作
苇　茎	30克	1　将苇茎洗净放入锅内，加入1 500毫升清水，煎至1 000毫升，去渣留汁锅中。
薏苡仁	30克	2　将粳米、薏苡仁洗净，倒入锅中，用小火熬成粥即可。
粳　米	100克	

营养师点评

　　苇茎味甘、性寒，有清肺解毒、止咳排脓的功效。薏苡仁有利湿健脾、舒筋除痹、清热排脓的功效。

薏苡仁桃仁粥

功效：清热利湿
化瘀排脓

用　料		制　作

用　料

薏苡仁　30克

桃　仁　15克

粳　米　100克

制　作

1　将薏苡仁、桃仁洗净放入锅内，加入1 500毫升清水，煎至1 000毫升，去渣留汁锅中。

2　加入洗净的粳米，用小火熬成粥即可。

营养师点评

　　薏苡仁具有利湿健脾、舒筋除痹、清热排脓的功效。桃仁具有活血祛瘀、润肠通便、止咳平喘的功效。两者合用可对症用于肺部炎症导致的咳嗽咳痰患者。

　　注意，孕妇忌服此粥。

扫码学做菜
视频更精彩

天冬雪梨粥

功 效: 养阴清热
润肺止咳

用　料		制　作
天　冬	20克	1　将雪梨洗净，去芯，去核，切块，与洗净的天冬一同放入锅内，加入1 500毫升清水，煎至1 000毫升，去渣留汁锅中。
雪　梨	3个	
粳　米	100克	2　加入洗净的粳米和冰糖，用小火熬成粥即可。
冰　糖	适量	

营养师点评

天冬，有滋阴、润燥、清肺、降火的作用。梨，味甘，性寒，有清心润肺的作用，对肺结核、气管炎和上呼吸道感染的患者所出现的咽干、痒痛、音哑、痰稠等症皆有益。

扫码学做菜
视频更精彩

黑米杏仁粥

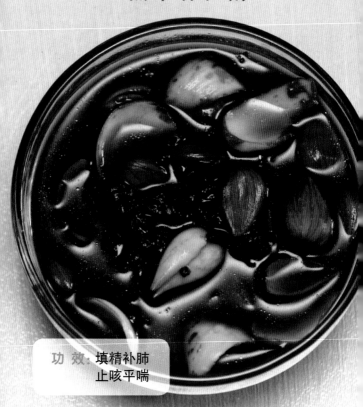

功 效：填精补肺
止咳平喘

用　料		制　作
杏　仁	15克	1 将黑米洗净后放入锅中，加入1 000毫升清水，用大火煮沸后，放入杏仁、百合，改用小火熬。
百　合	15克	
黑　米	100克	2 粥将熟时，加入冰糖煮至糖溶即可。
冰　糖	适量	

营养师点评

　　杏仁能润肺宽胃、祛痰止咳，主治虚劳咳嗽气喘、心腹逆闷等症，尤以治干性、虚性之咳嗽最宜。百合有润肺止咳、清心安神的功效，可用于热病后余热未消、虚烦惊悸、神志恍惚和肺痨久咳、咯血、肺脓肿等症。

扫码学做菜
视频更精彩

杏仁牛奶粥

功效　清热泻肺
　　　止咳化痰
　　　平喘

用　料		制　作

用　料

杏　仁	10 克
桑白皮	10 克
生姜片	10 克
大　枣	6 枚
牛　奶	250 毫升
粳　米	100 克

制　作

1. 将杏仁浸泡后洗净，去皮，去尖，研末，投入牛奶中搅拌，过滤取汁。
2. 将桑白皮、生姜片、大枣放入锅内，加入 1 250 毫升清水，煎至 800 毫升，去渣留汁锅中。
3. 加入洗净的粳米，用小火熬至粥熟时，加入牛奶杏仁汁，搅匀，煮沸即可。

营养师点评

　　杏仁能润肺宽胃、祛痰止咳，主治虚劳咳嗽气喘、心腹逆闷等症，尤以治干性、虚性之咳嗽最宜。桑白皮具有镇咳的功效。

扫码学做菜
视频更精彩

杏仁面粉粥

功 效: 养心除烦
　　　 宣肺化痰
　　　 润肠通便

用 料	制 作
杏 仁　10 克 面 粉　100 克	1 将杏仁洗净，去皮，去尖，研末，放入锅内，加入适量开水熬 10 分钟。 2 将面粉用凉水搅成糊状，倒入锅内拌匀，煮沸即可。

营养师点评

　　杏仁能润肺宽胃、祛痰止咳，主治虚劳咳嗽气喘、心腹逆闷等症，尤以治干性、虚性之咳嗽最宜。

　　注意，本粥不宜久服。

扫码学做菜
视频更精彩

枇杷叶生姜粥

功 效：健胃祛痰
　　　 止咳
　　　 降气

用　料		制　作
枇杷叶	15克	1　将生姜洗净后切片，与洗净的枇杷叶、粳米一同放入锅内，加入 500 毫升清水，用小火熬。
生　姜	15克	
粳　米	50克	
食　盐	适量	2　熬至粥熟后，加入食盐、花生油拌匀即可。
花生油	适量	

营养师点评

　　枇杷叶所含的苦杏仁甙在人体内水解产生的氢氰酸有止咳作用，其水煎剂或乙酸乙酯提取物有祛痰和平喘的作用。

三、润肺化痰止咳平喘药粥

润肺化痰止咳平喘药粥，适用于干咳、痰中带血、便秘等症。

花 生 粥

润肺和胃
止血
催乳

用　料		制　作

用　料

花生仁	50克
大　枣	50克
糯　米	100克
冰　糖	25克

制　作

1　将大枣洗净后去核，花生仁用清水浸泡12小时后洗净，糯米洗净，一同放入锅内，加入1 000毫升清水，用大火煮沸后，改用小火熬。

2　熬至粥熟时加入冰糖，煮至糖溶即可。

营养师点评

花生性平、味甘，有扶正补虚、悦脾和胃、润肺化痰、滋养调气、清咽止疟的作用。

注意，胆固醇偏高者、消化不良者、腹泻便溏者不宜多食此粥。

扫码学做菜
视频更精彩

银鱼粥

功 效: 补脾胃
　　　 消积益肺

用　料		制　作

用　料

银鱼（干品）　50 克

白萝卜　100 克

糯　米　100 克

料　酒　适量

葱　花　适量

生姜末　适量

食　盐　适量

胡椒粉　适量

制　作

1. 将糯米用清水浸泡 12 小时，洗净。
2. 将银鱼除去杂质，浸泡后洗净。
3. 将白萝卜洗净，切成细丝。
4. 将糯米放入锅内，加入 800 毫升清水，煮至八成熟时，加入银鱼、萝卜丝、料酒、食盐、葱花、生姜末。
5. 煮至米烂成粥，加入胡椒粉即可。

营养师点评

　　银鱼味甘、性平，能益脾胃、补气润肺，主治脾胃虚弱、消化不良、小儿疳积、营养不良、虚劳咳嗽、干咳无痰等症。

　　注意，胃寒者，葱、生姜不能少。

扫码学做菜
视频更精彩

百合粥

功效　润肺止咳
　　　清心安神

用　　料		制　　作

用　料

百　合	60克
糯　米	250克
白　糖	50克

制　作

1. 将百合洗净，糯米浸泡2小时后洗净。

2. 将洗净的糯米、百合一同放入锅内，加入2 000毫升清水，用大火煮沸后，改用小火熬至百合、糯米烂熟，加入白糖，煮至糖溶即可。

营养师点评

百合有润肺止咳、清心安神的功效，可用于热病后余热未消、虚烦惊悸、神志恍惚和肺痨久咳、咯血、肺脓肿等症。

注意，风寒咳嗽、虚寒出血、脾虚便溏者忌服此粥。

扫码学做菜
视频更精彩

甘蔗汁高粱粥

功效:除虚热
止烦渴

用　料	制　作
甘蔗汁　100 毫升 高　粱　30 克	1 将高粱洗净后放入锅中，加入 300 毫升清水熬粥。 2 熬至粥熟后，加入甘蔗汁，拌匀即可。

营养师点评

　　甘蔗具有清热、生津、降气、润燥、补肺益胃的功效，可治疗因热病引起的伤津、心烦口渴、反胃呕吐，以及肺燥引发的咳嗽气喘等症。

扫码学做菜
视频更精彩

百合杏仁粥

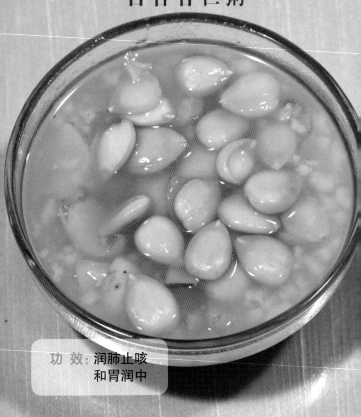

功 效：润肺止咳
　　　和胃润中

用　料	制　作
百　合　50克 粳　米　50克 杏　仁　10克 白　糖　适量	1 杏仁洗净后去皮，去尖，捣碎，与洗净的百合、粳米一同放入锅内，加入500毫升清水，用大火煮沸后，改用小火慢熬。 2 粥熟时，加入白糖，煮至糖溶即可。

营养师点评

　　杏仁能润肺宽胃、祛痰止咳，主治虚劳咳嗽气喘、心腹逆闷等症，尤以治干性、虚性之咳嗽最宜。百合有润肺止咳、清心安神的功效，可用于热病后余热未消、虚烦惊悸、神志恍惚和肺痨久咳、咯血、肺脓肿等症。

　　注意，外感咳嗽者忌服此粥。

花生面粉粥

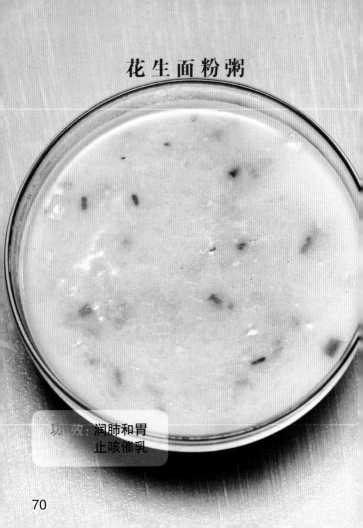

功效：润肺和胃
止咳催乳

70

用 料		制 作

用 料	
花生仁	100克
面 粉	100克
花生油	10毫升
食 盐	适量
生姜末	适量
葱 花	适量

制 作

1 将花生仁放入锅稍炒后除皮，捣碎；面粉用水调成糊状。

2 锅内倒入花生油，烧热后，放入捣碎的花生仁炒香。

3 加入生姜末、葱花和适量清水煮沸，放入面糊，搅拌并煮成粥状，加入食盐，拌匀即可。

营养师点评

花生性平，味甘，有扶正补虚、悦脾和胃、润肺化痰、滋养调气、清咽止疟的作用。

注意，腹泻便溏者忌服此粥。

扫码学做菜
视频更精彩

百合糯米粥

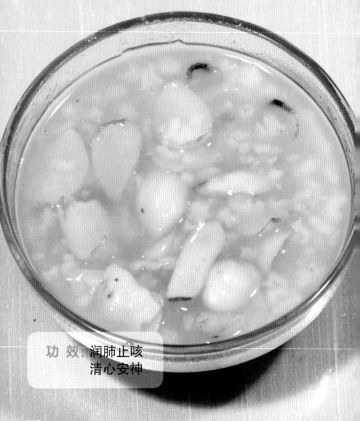

功 效：润肺止咳
清心安神

用　料		制　作
百　合	100克	将糯米浸泡2小时后洗净，与洗净的百合一同放入锅内，加入800毫升清水，熬至粥将熟时，加入红糖，煮至糖溶即可。
糯　米	100克	
红　糖	50克	

营养师点评

百合有润肺止咳、清心安神的功效，可用于热病后余热未消、虚烦惊悸、神志恍惚和肺痨久咳、咯血、肺脓肿等症。

注意，风寒咳嗽及大便泄泻者不宜多食此粥。

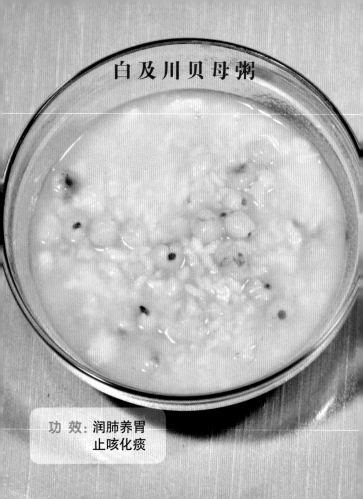

白及川贝母粥

功 效：润肺养胃
　　　止咳化痰

用　料	制　作
白及粉　　10克 川贝母粉　10克 粳　米　　100克 白　糖　　适量	1　将粳米洗净后放入锅中，加入1 000毫升清水，用大火煮沸后，改用小火熬。 2　熬至粥将熟时，加入白及粉、川贝母粉、白糖，煮沸1～2次即可。

营养师点评

　　白及，性辛，味苦、甘、涩，微寒，临床上可用于治疗肺结核、百日咳、支气管扩张、矽肺等呼吸系统疾病。川贝母不仅具有良好的止咳化痰功效，而且能养肺阴、宣肺、润肺且清肺热，是一味治疗久咳痰喘的良药。

扫码学做菜
视频更精彩

　　注意，脾胃虚、胃病患者忌服此粥。

海蜇糯米粥

功 效: 清热解毒
润肺化痰
软坚散结

用　料	制　作
海　蜇　100克 糯　米　100克 白　糖　适量	1 将海蜇洗净，切成小块；糯米洗净。 2 将海蜇块、糯米放入锅内，加入800毫升清水，用大火煮沸后，改用小火熬成粥。加入白糖，煮至糖溶即可。

营养师点评

　　海蜇有清热、化痰、消积、通便的功效，主治中老年急慢性支气管炎、咳嗽哮喘、痰多黄稠等症。

　　注意，脾胃虚寒者忌服此粥。

扫码学做菜
视频更精彩

山药杏仁粥

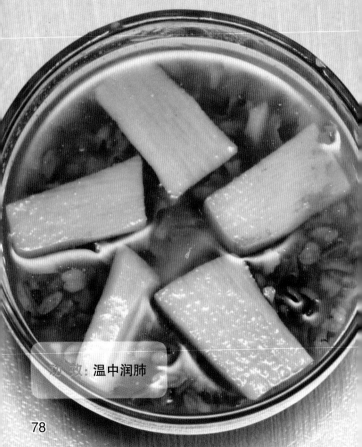

功效：温中润肺

78

用　料		制　作
山　药	100克	1　将杏仁洗净后去皮，去尖，研末。
粟　米	100克	2　将粟米、山药洗净后放入锅内，加入1 000毫升清水，用大火煮沸后，改用中火熬至粥将熟时，加入杏仁末，煮至熟透即可。
杏　仁	100克	

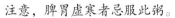

营养师点评

　　山药有健脾补肺、益胃补肾等功效，主治脾胃虚弱、肺气虚燥、痰喘咳嗽等症。杏仁能润肺宽胃、祛痰止咳，主治虚劳咳嗽气喘、心腹逆闷等症，尤以治干性、虚性之咳嗽最宜。

　　注意，脾胃虚寒者忌服此粥。

扫码学做菜
视频更精彩

百合冰糖粥

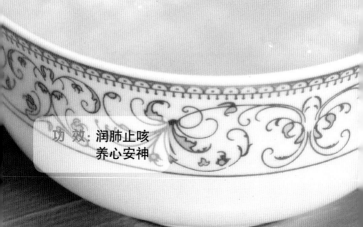

功 效：润肺止咳
养心安神

用　料		制　作
百合粉	30克	1　将粳米洗净，与百合粉一同放入锅内，加入1 000毫升清水，用大火煮沸后，改用小火熬。
粳　米	100克	
冰　糖	适量	2　熬至粥将熟时，加入冰糖，煮至糖溶即可。

营养师点评

　　百合有润肺止咳、清心安神的功效，可用于热病后余热未消、虚烦惊悸、神志恍惚和肺痨久咳、咯血、肺脓肿等症。

莲子百合粥

功 效：润肺止咳
　　　宁心安神

用　料		制　作
莲　子	10克	1　将莲子、百合洗净后放入锅内，加入600毫升清水，煎至400毫升，去渣留汁锅中。
百　合	10克	
糯　米	50克	2　加入洗净的糯米，用小火熬至米烂汤稠，加入冰糖，煮至糖溶即可。
冰　糖	适量	

营养师点评

　　百合味甘、微苦，性平，有润肺止咳、清心安神的功效，可用于热病后余热未消、虚烦惊悸、神志恍惚和肺痨久咳、咯血、肺脓肿等症。

　　注意，外感风寒表证者忌服此粥。

黑豆松子仁粥

功效：补虚润肺
养液滑肠

用　料		制　作

用　料

黑　豆	50 克
松子仁	50 克
粳　米	50 克
蜂　蜜	适量

制　作

1. 将黑豆浸泡后洗净，松子仁洗净后研碎，粳米洗净，一同放入锅内。
2. 加入 500 毫升清水，用大火煮沸后，改用小火熬。
3. 熬至粥将熟时，加入蜂蜜，拌匀即可。

营养师点评

　　松子仁味甘，性小温，有润肺、滑肠的功效，可用于肺燥咳嗽、慢性便秘等症。

扫码学做菜
视频更精彩

雪梨山药粥

功 效：滋阴润肺
补中益气

用　料		制　作
雪　梨	50克	1　将雪梨洗净，剖开，去芯，去核，切成小块。
糯　米	50克	
山药片	30克	2　将糯米洗净，与山药片一同放入锅内，加入500毫升清水，用大火煮沸后，改用小火熬成粥。加入冰糖，煮至糖溶即可。
冰　糖	适量	

营养师点评

　　山药有健脾补肺、益胃补肾等功效，主治脾胃虚弱、肺气虚燥、痰喘咳嗽等症。梨，味甘、性寒，有清心润肺的作用，对肺结核、气管炎和上呼吸道感染的患者所出现的咽干、痒痛、音哑、痰稠等症皆有益。

扫码学做菜
视频更精彩

杞枣银耳粥

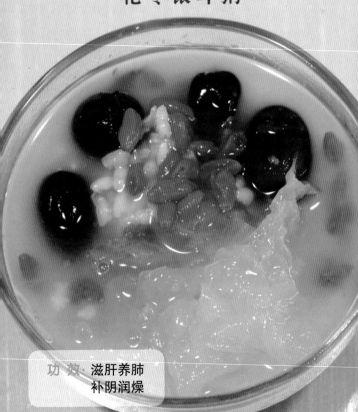

功效：滋肝养肺
补阴润燥

用　料		制　作
枸杞子	10克	1　银耳在温水中浸泡后，除去杂质，撕成小片；枸杞子、粳米洗净；大枣洗净、去核。
银　耳	10克	
大　枣	5枚	
粳　米	100克	2　将粳米、银耳片、枸杞子、大枣一同放入锅内，加入1 000毫升清水，用大火煮沸后，改用小火熬至银耳片熟烂、粥熟时，加入冰糖，煮至糖溶即可。
冰　糖	适量	

营养师点评

枸杞子味甘，性平，主治虚劳咳嗽、消渴引饮等症。枸杞子富含胡萝卜素，在人体内能转化成维生素 A，具有维持上皮组织正常生长与分化的功能，量充足时可预防鼻、咽、喉和其他呼吸道感染，提高呼吸道的抗病能力。银耳有滋补生津、润肺养胃的功效，主治虚劳咳嗽、痰中带血等症。

注意，风寒表证者忌服此粥。

甜杏仁粳米粥

功效 润肺止咳
润肠通便

用 料		制 作

用 料

甜杏仁　50 枚
粳　米　100 克

制 作

1　将甜杏仁洗净后放入锅内，加入 1 250 毫升清水，用大火煮沸后，改用中火煮 15 分钟，去渣留汁锅中。

2　加入洗净的粳米，用小火熬成粥即可。

营养师点评

　　杏仁能润肺宽胃、祛痰止咳，治虚劳咳嗽气喘、心腹逆闷等症，尤以治干性、虚性之咳嗽最宜。

　　注意，大便溏泄者忌服此粥。

扫码学做菜
视频更精彩

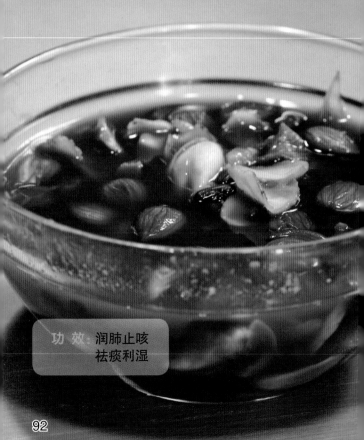

百合杏仁赤豆粥

功 效：润肺止咳
祛痰利湿

用　料		制　作
百　合	10克	将赤小豆洗净后放入锅内，加入600毫升清水，煮至五成熟时，加入洗净的百合、杏仁，同煮至豆烂、粥熟，加入白糖，煮至糖溶即可。
杏　仁	6克	
赤小豆	60克	
白　糖	适量	

营养师点评

　　杏仁能润肺宽胃、祛痰止咳，主治虚劳咳嗽气喘、心腹逆闷等症，尤以治干性、虚性之咳嗽最宜。百合有润肺止咳、清心安神的功效，可用于热病后余热未消、虚烦惊悸、神志恍惚和肺痨久咳、咯血、肺脓肿等症。

扫码学做菜
视频更精彩

温 馨 提 示

　　本书中涉及的食疗菜谱的疗效未经循证医学验证。因此，本书的内容不作为疾病防治指南，在具体疾病防治过程中，读者务必咨询专业医生。